# BEI GRIN MACHT SICH IHR WISSEN BEZAHLT

AF149237

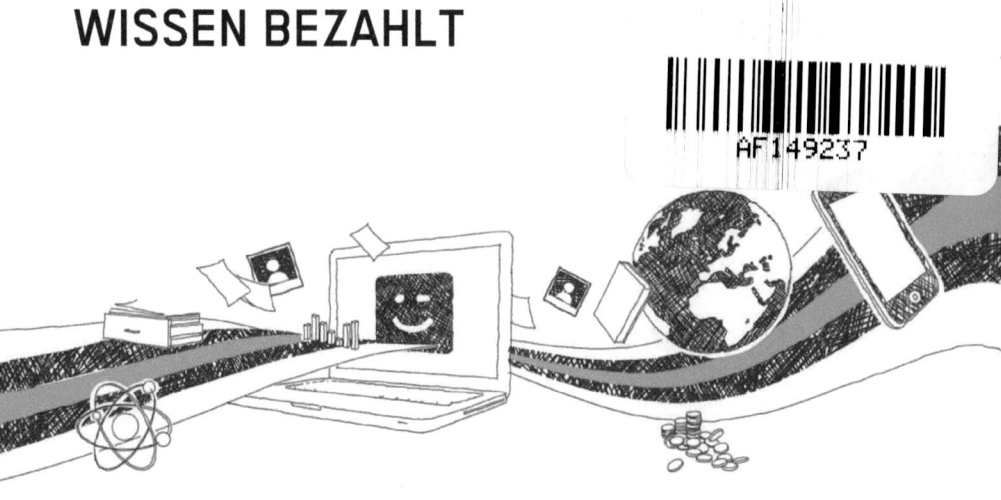

- Wir veröffentlichen Ihre Hausarbeit,
  Bachelor- und Masterarbeit

- Ihr eigenes eBook und Buch -
  weltweit in allen wichtigen Shops

- Verdienen Sie an jedem Verkauf

Jetzt bei www.GRIN.com hochladen
und kostenlos publizieren

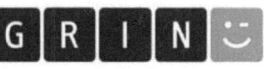

**Susann Grille**

**Aus der Reihe: e-fellows.net stipendiaten-wissen**

e-fellows.net (Hrsg.)

Band 201

# Über Aderlass und Hexenkunst

## Die Medizin des Mittelalters

GRIN Verlag

**Bibliografische Information der Deutschen Nationalbibliothek:**

Die Deutsche Bibliothek verzeichnet diese Publikation in der Deutschen National-
bibliografie; detaillierte bibliografische Daten sind im Internet über http://dnb.d-
nb.de/ abrufbar.

Dieses Werk sowie alle darin enthaltenen einzelnen Beiträge und Abbildungen
sind urheberrechtlich geschützt. Jede Verwertung, die nicht ausdrücklich vom
Urheberrechtsschutz zugelassen ist, bedarf der vorherigen Zustimmung des Verla-
ges. Das gilt insbesondere für Vervielfältigungen, Bearbeitungen, Übersetzungen,
Mikroverfilmungen, Auswertungen durch Datenbanken und für die Einspeicherung
und Verarbeitung in elektronische Systeme. Alle Rechte, auch die des auszugsweisen
Nachdrucks, der fotomechanischen Wiedergabe (einschließlich Mikrokopie) sowie
der Auswertung durch Datenbanken oder ähnliche Einrichtungen, vorbehalten.

**Impressum:**

Copyright © 2010 GRIN Verlag GmbH
Druck und Bindung: Books on Demand GmbH, Norderstedt Germany
ISBN: 978-3-640-99658-2

**Dieses Buch bei GRIN:**

http://www.grin.com/de/e-book/177816/ueber-aderlass-und-hexenkunst

**GRIN - Your knowledge has value**

Der GRIN Verlag publiziert seit 1998 wissenschaftliche Arbeiten von Studenten, Hochschullehrern und anderen Akademikern als eBook und gedrucktes Buch. Die Verlagswebsite www.grin.com ist die ideale Plattform zur Veröffentlichung von Hausarbeiten, Abschlussarbeiten, wissenschaftlichen Aufsätzen, Dissertationen und Fachbüchern.

**Besuchen Sie uns im Internet:**

http://www.grin.com/

http://www.facebook.com/grincom

http://www.twitter.com/grin_com

Gymnasium Coswig

# ÜBER ADERLASS UND HEXENKUNST

# - DIE MEDIZIN DES MITTELALTERS –

vorgelegt von:      Susann Grille

LK Französisch

eingereicht am:     18. Oktober 2010

# GLIEDERUNG

# 1. VORWORT

Das Mittelalter ... Für die meisten Menschen eine schwer fassbare Zeit, die durch eine Vielzahl von Klischees, geprägt durch Filme und Romane, beherrscht wird. Oft geht die Vorstellung mit Attributen wie düster, finster oder gar grausam einher, man denkt automatisch an Hexenverfolgung und Inquisition, Folter und primitivste Lebensumstände. Doch wie war das Leben in dieser Zeit wirklich?

Die Epoche des Mittelalters ist zwischen Antike und Neuzeit angesiedelt, bezeichnet also ungefähr den Zeitraum vom 6. bis 15. Jahrhundert. Der Lehrplan der sechsten Klasse widmet dieser gewaltigen Zeitspanne circa 20 Unterrichtsstunden. Den Schülern werden Lebenssituation, die Bedeutung von Politik und Religion sowie die Hexenverfolgung nahe gebracht, für einen Blick in die Geschichte der Medizin bleibt leider keine Zeit. Die Pestepidemie und der Aderlass sind die zwei Schlagworte, die man von fast jedem als Antwort erwarten kann, wenn man nach der Medizin des Mittelalters fragt.

Da ich nach dem Abitur gern Medizin studieren möchte und mich diese Thematik schon immer fasziniert hat, wollte ich mich mit meiner Facharbeit unbedingt in die medizinische Richtung begeben. Bereits nach kurzer Beschäftigung mit dem Thema bemerkte ich, dass die Zeit des Mittelalters eine Fülle an interessanten medizinischen Aspekten aufwies. Die Schwierigkeit bestand nicht darin, etwas zu meinem gewählten Thema zu finden, sondern zu entscheiden, wo die Schwerpunkte zu setzen sind.

Ich entschied mich, auf die allgemein üblichen Klischees wie Pestepidemien, Seuchen, Operationen und Amputationen ohne Narkose in meiner Arbeit zu verzichten. Vielmehr untersuchte ich einige ausgewählte grundlegende Bestandteile mittelalterlicher Heilverfahren um festzustellen, ob sich die Methoden nur auf Mythen und Hexenkunst beriefen oder ob ihnen wissenschaftliche Erkenntnisse zugrunde lagen. Dafür wählte ich exemplarisch die bekannten Verfahren Aderlass und Harnschau, da diese charakteristisch für diese Epoche sind. Entgegen dem allgemeinen Glauben konnte ich feststellen, dass das medizinische System des Mittelalters bereits weit entwickelt war und dass es zahlreiche therapeutische Maßnahmen gab, um unterschiedliche Krankheiten zu behandeln.

Mir ist es wichtig zu zeigen, warum man im Mittelalter an die Wirkung der Heilmethoden glaubte, denn nicht alles beruhte damals auf Einbildungen oder Mystik. Da der Aberglaube und die Gottesfürchtigkeit jedoch eng mit dem täglichen Leben verwoben waren, war es unablässig, auch die Problematik der Magie im medizinischen Sinne zu untersuchen. Besonders positiv überraschte mich die ausgeprägte Präsenz des Badewesens als wesentlichen Aspekt des damaligen Lebens, weshalb ich beschloss, die Entwicklung des Badehauses vom rein medizinischen Nutzen bis hin zum gesellschaftlichen Treffpunkt und der „Umfunktionierung" zu den ersten Bordellen in meiner Arbeit zu thematisieren.

Diese bewusste Themenauswahl versucht, die Vielfalt der damaligen Medizin zu verdeutlichen und zeigt, dass die als „dunkle Zeit" bezeichnete Epoche auch viele interessante und positive Aspekte aufwies, die teilweise in der heutigen Gesellschaft noch zu finden sind.

# 2. THERAPEUTISCHE METHODEN

## 2.1 Aderlass

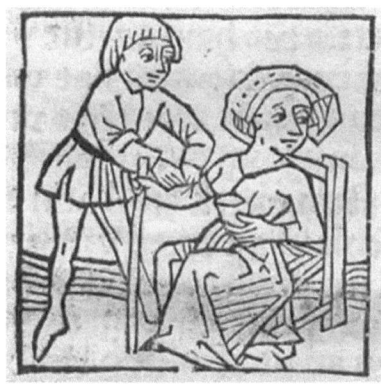

Abb. 1 Aderlass, Darstellung im Augsburger „Kalender" 1481

Die wohl bekannteste und umstrittenste Heilmethode des Mittelalters und der folgenden Jahrhunderte ist der Aderlass. Dabei handelt es sich nicht, wie im Allgemeinen angenommen, um ein unkontrolliertes Blutablassen mit fatalen Folgen statt Heilungswirkung, sondern um ein Verfahren, bei dem sehr viele Regeln beachtet werden mussten. Die entsprechenden Körperstellen, an denen eine bestimmte Menge Blut gelassen werden sollte, wurden mit Hilfe der Astrologie und des Krankheitsbildes des Patienten bestimmt. Die genauen Festlegungen findet man zum Beispiel im Augsburger „Kalender" von Johannes Blaubirer aus dem Jahre 1481. Aus diesem Buch über Heilverfahren, Körperhygiene und Lebensweisen stammt der abgebildete Holzschnitt (Abb.1). Zu sehen ist ein Mann, der das Aderlassen vorbereitet, indem er einer Patientin eine Aderlassbinde am rechten Arm anbringt. Er ist der so genannte „Lass-Knecht". Da beide Personen vollständig bekleidet sind, spielt sich die Szene nicht in einem Badehaus, sondern in einer Barbierstube oder einem privaten Haushalt ab. Nachdem die Aderlassbinde angebracht ist, wird mit dem Lasseisen, ein skalpellähnliches Instrument, eine bestimmte Ader geöffnet. Es lässt sich vermuten, dass die Frau an Husten erkrankt ist oder Beschwerden mit Herz oder Leber hat, da am rechten Arm die Ader Pulmatica verläuft, der eine Heilwirkung für diese Leiden zugeschrieben wurde. Im „Kalender" von Johannes Blaubirer heißt es dazu: *„Ein ader an dem rechten arme die heysset pulmatica die laß für den husten und für alles wee des hertzens und der leberen"*[1] Doch nicht nur über die Körperstelle, an der gelassen werden sollte, gibt der „Kalender" von Johannes Blaubirer Auskunft, sondern auch über den Zeitpunkt des Aderlassens, das Wetter und die Verfassung des Patienten. Außerdem war das gelassene Blut von großer Bedeutung, denn es zeigte an, wann die Krankheit oder das Böse den Körper verlassen hatte. Solang es schwarz erschien, wurde weiter gelassen, bis sich eine rötliche Farbe einstellte. Auch sollte man dickes Blut so lange lassen, bis es dünn wurde, ohne dabei jedoch

---

[1] Blaubirer, Johannes: Kalender. Augsburg 1481, S.118

die Gesundheit des Patienten zu gefährden. Durch eine Geschmacksprobe ließ sich anschließend feststellen, ob das Blut nun rein sei oder immer noch übel schmeckt und so auf Krankheit und Unreinheit hindeutet.[2]

## 2.2 Vier-Säfte-Lehre

Von eym yeglichen siechtagen was man dē menschen dar für geben sol
Du solt wissen dz gesund leüt nit süllen lassen vñ keī tranck nemē sy seyent dañ etwz kranck wañ sy seind võ vier elemē ten gleich ge/ temperiert· Gibestu in deñ heisse ertzny so meret sich die hitz vnd wirt siecher· Gibest du im kalt so wirt er kalt

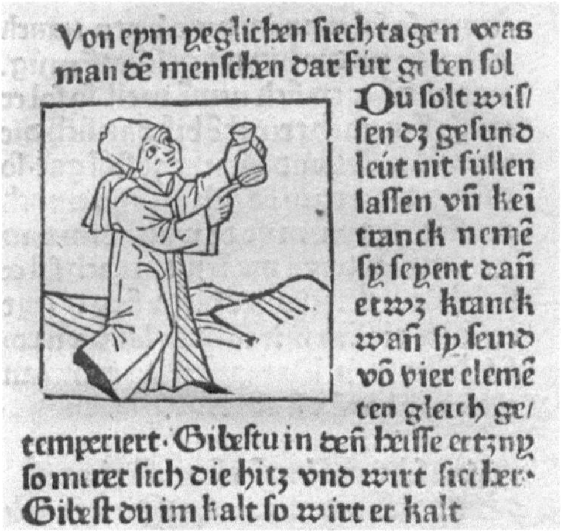

*„Von ejm jeglichen Siechtagen was man den menschen dar für geben sol*
*Du solt wissen das gesund leut nit sullen lassen und kein tranck nemen, sy sejnd dann etwas kranck wann sj sejnd von vier elementen gleich getemperiert. Gibestu in denn heisse ertznej so meret sich die hitz und wirt siecher. Gibest du im kalt so wirt er kalt."*

Abb. 2 Auszug aus dem Augsburger „Kalender" 1481

In diesem Auszug aus dem bereits erwähnten „Kalender" von Johannes Blaubirer wird beschrieben, was man Menschen an ihren „Siechtagen" (Tage, an denen man sich krank und schwach fühlt) als Heilungsmittel verabreichen soll. Betont wird dabei, dass gesunde Menschen weder Tränke zu sich nehmen sollen, noch zur Ader gelassen werden sollen. Sonst würden sie krank, da ihre „vier Elemente" aus dem Gleichgewicht geraten würden. Diese Aussage zeigt, dass Diagnostik und Therapie des Mittelalters sich am Prinzip der „Vier-Säfte-Lehre" orientierten. Dem auch „Humoralpathologie" genannten Krankheitskonzept liegt der Gedanke der griechischen Antike zugrunde, dass vier Elemente auf der Erde existieren: Luft, Feuer, Erde und Wasser. Diesen vier Elementen ordnet die Humoralpathologie einen in seinen Eigenschaften ähnelnden Körpersaft sowie die zugehörigen Organe zu: die Luft entspricht dem Blut des Herzens (nass und warm), das Feuer der Gelben Galle der Leber (trocken und warm), die Erde der Schwarzen Galle der Milz (trocken und kalt) und das Wasser dem „Schleim beziehungsweise Rotz"[3] des Gehirns (nass und kalt).

---

[2] Blaubirer, Johannes: Kalender. Augsburg 1481, S. 122

[3] Schedlik, Uschi: Die Viersäftelehre. http://www.joerg-sieger.de/isenheim/texte/hinweis/i_10fc.htm (Stand: 1. September 2010)

Sobald das Gleichgewicht zwischen diesen Säften durch Fehlen oder Überfluss eines der Sekrete verloren geht, erkrankt der Mensch. Die Aufgabe des Arztes war es, die Harmonie der Säfte wiederherzustellen. Dazu gab es verschiedene Therapiemöglichkeiten. Durch chirurgische Maßnahmen, wie dem bereits erläuterten Aderlass, konnte vermeintlich überschüssiges Blut dem Körper entzogen werden. Mit Hilfe von Heiltränken aus Pflanzen mit zum Beispiel wärmenden Eigenschaften sollte ein Übermaß an kaltem Schleim geheilt werden.

Eine andere Methode zur Wiederherstellung eines ausgeglichenen Verhältnisses war die Diätetik. Sie schrieb Regeln zu einer gesunden Lebensführung vor, indem man sich viel im Freien aufhielt, gesund und ausgewogen ernährte, zwischen Bewegung und Ruhe wechselte, genügend schlief und sich emotional im Gleichgewicht befindet.[4]

Doch nicht nur bei kranken Menschen wurde die Humoralpathologie angewandt. Sie war Bestandteil des Lebens aller Menschen, weil auch beim Zubereiten von Essen auf die „Vier-Säfte-Lehre" zurückgegriffen wurde. Nahrungsmittel hatten ebenso die Eigenschaften der vier Elemente wie die Körpersäfte. So galt zum Beispiel Fisch als kalt und feucht[5], und damit das Gleichgewicht der Säfte im Körper nicht außer Gleichgewicht gebracht wurde, sollte der Fisch entweder warm und trocken zubereitet oder mit Nahrungsmitteln zu sich genommen werden, die eher warm und trocken schienen.

## 2.3 Uroskopie

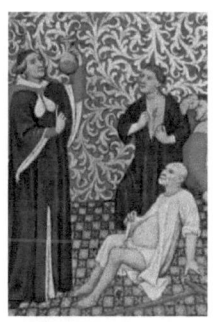

Abb. 3 Harnschau

Die Harnschau galt im Mittelalter als wichtige Methode der Diagnostik. Die Darstellung aus einem französischen Manuskript von „De propietatibus rerum" von Bartholomaeuss Anglicus aus dem 15. Jahrhundert (Abb. 3)[6] zeigt eine typische Szene des Harnbeschauens. Der stehende Arzt in seinem vornehmen Gewand hält einen Glaskolben in der ausgestreckten Hand. Das sogenannte Uringlas ist ein Erkennungszeichen und Statussymbol des mittelalterlichen Arztes. Er beschaut sich den Urin des am Boden sitzenden Patienten, indem er das Glas ins Gegenlicht hält und mit

---

[4] Vgl. Eckart, Wolfgang U.: Geschichte der Medizin. Springer-Verlag, Berlin 2000, S.112
[5] http://de.wikipedia.org/wiki/Humoralpathologie (Stand: 2. September 2010)
[6] Heinz Schott (Hrsg.): Die Chronik der Medizin. Chronik Verlag, Dortmund 1993, S.117

geschultem Blick prüft. Der Kranke schaut erwartungsvoll zu ihm auf. In der bildenden Kunst wird die Szenerie meist so dargestellt, um die Selbstsicherheit des Arztes und den Respekt der Patienten zu verdeutlichen. Der Urin wurde hinsichtlich Farbe, Dichte und Teilchen untersucht. Um dem Arzt die Diagnose zu erleichtern, wurden auf sogenannten Harnglasscheiben 20 Farbnuancen unterschieden. Die abgebildete Harnschautafel (Abb. 4)[7] stammt aus dem um 1400 verfassten „Fasciculus medicinae" von Johannes de Ketham.

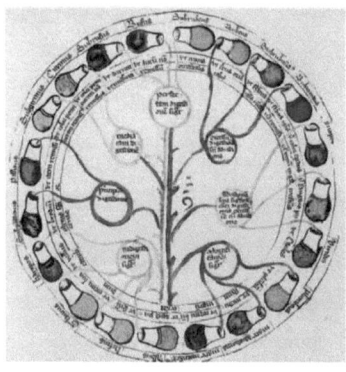

Durch den Vergleich der Farbe der Urinprobe mit den abgebildeten Farbbeispielen kann der Arzt auf die Art der Erkrankung schließen. Dabei spielt erneut die Vier-Säfte-Lehre eine wichtige Rolle, da der Urin nach damaliger Ansicht die Säftemischung im Körper widerspiegelte. Wurde der Urin beispielsweise als dick und weißlich beschrieben, so war der Patient zu hitzig und ihm fehlte Flüssigkeit. Da mit warm und trocken die Gelbe Galle der Leber beschrieben wurde, litt der Erkranke vermutlich an einem Leberschaden, der eine Fehlverteilung der Galle zur Folge hatte. Wie bereits erwähnt, wurde neben Farbe und Dichte des Urins auch auf eventuelle Teilchen geachtet. Man untersuchte Fetttröpfchen, Bläschen oder verschiedene Niederschläge und registrierte sogar deren Lage im Uringlas. Je nachdem ob sich Ablagerungen als Wölkchen in der oberen oder mittleren Region oder als Niederschlag am Glasboden sammelten, wurde die Lage des Krankheitsherdes bewertet.

Abb. 4 Harnschautafel

Allerdings lässt diese Methode zur Diagnostik sehr viel Raum für eigene Interpretationen, weshalb die Uroskopie auch als Mischform von Wissenschaft und Wahrsagerei bezeichnet wird. Die damaligen Kenntnisse über die Entstehung und Zusammensetzung des Urins waren noch sehr eingeschränkt. Genauere Untersuchungen konnten erst in folgenden Jahrhunderten neue Erkenntnisse zur Bewertung des Urins hervorbringen, so dass noch heute Harn zur Diagnose verwendet wird.

---

[7] Schott, Heinz (Hrsg.): Die Chronik der Medizin. Chronik Verlag, Dortmund 1993, S. 116

## 3. MAGIE ALS HEILMITTEL

Die Magie spielte im Mittelalter nicht nur eine Rolle in der Zeit der Hexenverfolgungen, sondern war schon vorher von besonderer Bedeutung bei der Heilung und Vorbeugung von Krankheiten.

### 3.1 Heilkräuter und Tiere

*„Nimm Gänseschmalz, dazu die unteren Teile von Elecampane und Vipernzunge, Bischofswurz und Kletten. Stampfe die vier Kräuter im Mörser, presse den Saft aus und tu einen Löffel alte Seife dazu. Wenn du ein bisschen Öl hast, mische es darunter und streich es am Abend auf. Nach Sonnenuntergang ritze die Haut am Hals, lass schweigend das Blut in ein rinnendes Wasser laufen, spucke dreimal hinein, dann sprich: „Nimm diese Krankheit und nimm sie mit dir fort!" Geh heim auf offener Straße, geh schweigend hin und zurück. "*[8]

Dieses überlieferte Rezept, das zur Heilung von Hautkrankheiten zum Einsatz kam, besteht aus zwei Teilen. Zunächst werden Heilkräuter und Gänseschmalz zu einer Salbe zubereitet, von der man sich eine heilende Wirkung verspricht. Bis zu diesem Punkt ist noch keine Art von Magie zu erkennen, da es sich lediglich um ein Rezept aus der Kräutermedizin handelt. Doch das darauf folgende Ritual mit seinen genau beschriebenen Abläufen kann eindeutig der Magie zugeordnet werden.

Solche Rezepte wurden ursprünglich von Mönchen in Klöstern niedergeschrieben, die eine eigene Heilkunst verfolgten. Viele Mönche waren wissenschaftlich gebildet, doch war es ihnen verboten, einen akademischen Grad zu erwerben. Dennoch halfen die Mönche Kranken, die sich beispielsweise einen professionellen Arzt nicht leisten konnten. So verbreiteten sich die Heilmethoden der Mönche, wurden mit zunehmender Alphabetisierung des Volkes auch niedergeschrieben und somit überliefert. So schrieb beispielsweise ein arabisch-christlicher Arzt um 1060 einen „Almanach der Gesundheit" (lateinisch Tacuinum sanitatis), der die Heilwirkung diverser Kräuter und Pflanzen aufzählte.[9] Diese auch als Nahrungsmittel üblichen Zutaten waren meist einfach zu beschaffen, doch die Zubereitung

---

[8] Kieckhefer, Richard: Magie im Mittelalter. Verlag C. H. Beck, München 1992, S. 80
[9] Schott, Heinz (Hrsg.): Die Chronik der Medizin. Chronik Verlag, Dortmund 1993, S. 84

und die exakte Ausführung der Anweisungen barg das Magische. Es mussten meist zahlreiche Tabus beachtet werden. Im oben zitierten Rezept darf zum Beispiel während des gesamten Rituals nicht gesprochen werden. Diese Vorschrift folgt sicher keinem wissenschaftlich belegten Prinzip, sondern eher dem Mystischen und Magischen.

Auch dass die Krankheit letzten Endens den Körper mit der Spucke verlässt, ist eine typische magische Heilmethode: das „Herausziehen"[10]. Dabei werden die Krankheiten in einem speziellen Ritual, wie zum Beispiel im zitierten Rezept, durch Wegspülen oder Vergraben vernichtet oder auf einen anderen Gegenstand übertragen. Meist werden Übertragung und Vernichtung miteinander verbunden, um den Erreger endgültig zu zerstören. Häufig wird dieser letzte Schritt zur Bekämpfung der Krankheit mit Gebeten, Segenssprüchen oder Beschwörungen begleitet.

## 3.2 Besprechungen und Zauber

Die Vermischung von Magie und Religion wird nirgends so deutlich wie in den Heilsprüchen, die im Mittelalter einerseits zur Unterstützung der Heilung und andererseits zur Verhinderung von Erkrankungen eingesetzt wurden. Bei der Unterscheidung der drei unterschiedlichen Spruchtypen Gebet, Segen und Beschwörung lässt sich theoretisch leicht Religiöses vom Magischen unterscheiden. Das Gebet ist eine an Gott oder andere Heilige gerichtete Bitte, die selbst noch keine Magie enthält. Segenssprüche sind Wünsche, die sich an den Kranken richten und seine baldige Genesung erhoffen. Die Beschwörungen stellen die magischste Form der Sprüche dar. Sie wenden sich in Befehlsform an den Krankheitserreger und fordern ihn auf, den Körper des Menschen zu verlassen[11].

In der Praxis verschmelzen Religion und Magie allerdings meist untrennbar miteinander. So wird sich in Segenssprüchen und Beschwörungen oft auf biblische Ereignisse oder die Kraft Gottes berufen. Diese Untrennbarkeit wird in der folgenden Beschwörung deutlich: *„Im Namen des Vaters, des Sohnes und des Heiligen Geistes, Amen. Ich beschwöre euch, Unholde und Dämonen, wer ihr auch sein mögt, [...], dass du nicht weiter Schaden tust[...]. Amen."*[12] Durch die Aufrufung der Dreieinigkeit und zahlreicher biblischer Gestalten wie in dieser Beschwörung sollen Dämonen aus dem Körper vertrieben werden. Die

[10] Schott, Heinz (Hrsg.): Die Chronik der Medizin. Chronik Verlag, Dortmund 1993, S. 96
[11] Vgl. Kieckhefer, Richard: Magie im Mittelalter. Verlag C. H. Beck, München 1992, S. 84
[12] Kieckhefer, Richard: Magie im Mittelalter. Verlag C. H. Beck, München 1992, S. 88

zur Hilfe Beschworenen überwiegen deutlich in Macht und Anzahl und stellen somit einen unmittelbaren Zwang für das Böse im Körper dar, diesen zu verlassen. Die Aufsagung solcher Beschwörungen war meist an ein bestimmtes Ritual gebunden, welches die Austreibung der bösen Geister unterstützte.

Allerdings wurde nicht jede Krankheit mit solch exorzistischen Maßnahmen behandelt. Meist wurden einfachere Befehle an die Erreger gerichtet, die beispielsweise ein Geschwür schrumpfen lassen sollten: *„Aufzehren sollst du dich wie die Kohle im Herd [...]So klein wie Leinsamen sollst du werden und noch kleiner als der Hüftknochen einer Krätzmilbe, und so klein sollst du werden, dass nichts mehr von dir übrig bleibt."*[13]

Die einzelnen Segenssprüche und Beschwörungen unterscheiden sich stark im Grad der Religiosität, doch alle setzen einen gewissen Glauben voraus. Ob es sich dabei um Gottesfürchtigkeit oder Aberglaube handelt, ist von Spruch zu Spruch unterschiedlich.

---

[13] Kieckhefer, Richard: Magie im Mittelalter. Verlag C. H. Beck, München 1992, S. 86

# 4. BADEWESEN

Der mittelalterliche Einfluss auf unser heutiges Leben mag im Kapitel über die Magie in weite Ferne gerückt sein, doch umso deutlicher wird er beim Betrachten des Badeswesens.

## 4.1 Ablauf eines Bades

Grundlegend wurde im Mittelalter zwischen dem Dampf- und dem Wasserbad unterschieden. Das Dampfbad stellte dabei die ursprüngliche Form des Badens dar, da sie weniger

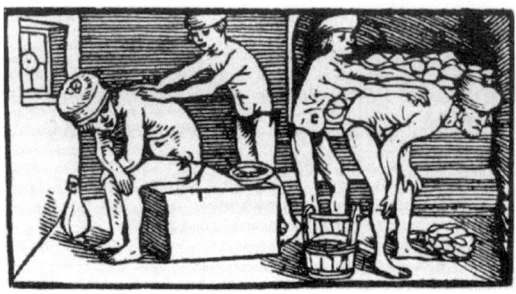

kosten- und aufwandsintensiv war und außerdem die heilende Wirkung im Vordergrund stand. Die Ähnlichkeit mit der heutigen Sauna wird auf dem Holzschnitt (Abb. 5) aus den „Schachtafeln der Gesundheyt" von 1533 deutlich[14]. In einem nicht mit abgebildetem Vorraum entkleideten sich die Ba-

Abb. 5 Reiben vor und nach dem Bad, 1533

degäste, die entweder durch die Architektur oder die Öffnungszeiten des Bades nach Geschlechtern getrennt wurden. Die dargestellte Situation in einer Männerbadestube zeigt das Reiben der Haut vor und nach dem Dampfbad. Im Hintergrund sind Steine zu erkennen. Sie wurden von unten beheizt und zur Dampferzeugung mit Wasser übergossen. Die Badegäste nahmen auf den Holzbänken Platz und bewedelten sich mit dem am Boden liegenden Badewedel, um die schweißtreibende Wirkung des Dampfes zu verstärken. Die Badeknechte, die zum niederen Personal des Badehauses gehörten, massierten die Männer, um die Durchblutung der Haut zu fördern, da nach dem Bad häufig geschröpft oder zur Ader gelassen wurde. Außerdem arbeiteten Barbiere in Badestuben, die den Herren Haare und Bart schnitten, bevor die Gäste sich in einen Ruheraum begaben. Nach dem Schweißbad konnte auch ein Wasserbad zur Erfrischung folgen, doch diese kombinierten Badestuben waren eher selten, da das Dampfbad zur rein heilenden Wirkung betrieben wurde, während das Wasserbad der Schönheit und dem Wohlbefinden diente. Es gab zwar auch heilende Wasserbäder, in denen Kräuter im Badewasser enthalten waren, die Hautkrankheiten heilen sollten, doch das Dampfbad galt als angesehene Kur, da sie auf dem Prinzip der Vier-

---

[14] Stolz, Susanna: Die Handwerke des Körpers. Jonas Verlag, Marburg 1992, S.83

Säfte-Lehre beruhte[15]. Es wurde angenommen, dass die schlechten Säfte mit dem Schweiß den Körper verließen. Der Holzschnitt zeigt deutlich, dass auf Vergnügungen wie Essen, Trinken oder Unterhaltung verzichtet wurde, da die Körperpflege im Mittelpunkt stand.

## 4.2 Medizinische Tätigkeiten

Wie bereits erwähnt, waren Aderlass und Schröpfen wichtige Praktiken während der Abläufe des Badens. Das höher gestellte Personal war für diese medizinischen Behandlungen spezialisiert, zu denen außerdem die Versorgung von Hautleiden, Verrenkungen, Knochenbrüchen und Zahnbeschwerden zählte. Das Schröpfen war wohl die am häufigsten angewendete Behandlung, da sie in manchen Badestuben im Badepreis enthalten war[16]

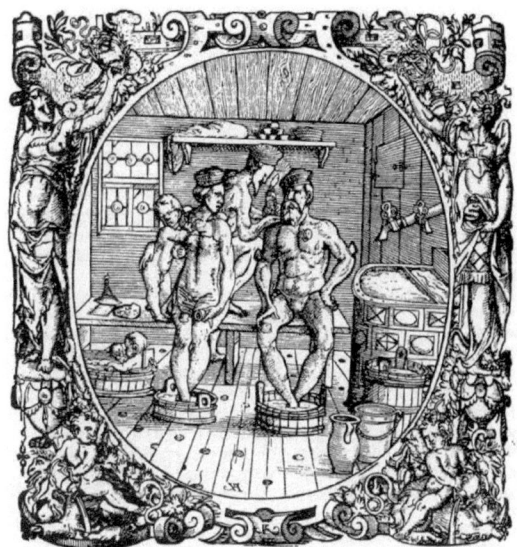

und beispielsweise das Titelblatt zu Paracelsius' „Wund- und Arzneybuch" als kunstvollen Holzschnitt bildete (Abb. 6)[17]. Zu sehen sind ein Mann und eine Frau mit zwei Kindern im Badehaus. Die Erwachsenen, vermutlich ein Ehepaar, sitzen auf einer Holzbank, während ein Bader Schröpfkelche auf dem Körper des Mannes anbringt. Zu erkennen ist außerdem ein gekachelter Ofen, der für die Beheizung des Bades sorgt. Das Schröpfen stellte im Gegensatz zum Aderlass

Abb. 6 Badestube

eine schonende Variante der Blutentnahme dar. Nach dem Bad, welches das Blut dünn machte, wurden Hautstellen angeritzt und mit Schröpfkelchen besetzt. Diese entzogen dem Körper die schlechten Säfte. Also ist auch bei dieser Behandlung die Vier-Säfte-Lehre als grundlegendes Prinzip wiederzufinden[18].

---

[15] Vgl.: Stolz, Susanna: Die Handwerke des Körpers. Jonas Verlag, Marburg 1992, S. 83 bis 85
[16] Vgl.: Ebenda, S. 86
[17] Ebenda, S. 87
[18] Vgl. Ebenda, S.86 bis 88

Die Tatsache, dass in dieser Badestube Mann und Frau zusammen badeten, zeigt, dass es eine gewisse Entwicklung im Badewesen gab, die sowohl den körperlichen als auch den gesellschaftlichen Aspekt betraf.

## 4.3 Entwicklung und Veränderungen

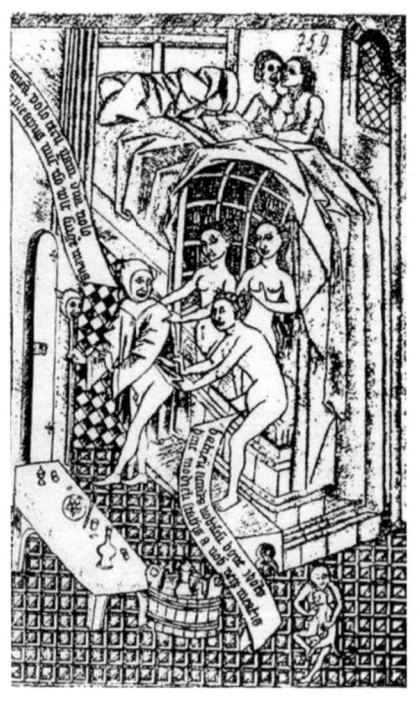

*„Als weitere wesentliche Funktion der mittelalterlichen Badestube muss das Bad als eine Art Festkultur betrachtet werden."*[19] An diesem Zitat wird deutlich, dass der rein medizinische und hygienische Aspekt des Badens erweitert wurde. Das Gemeinschaftsgefühl während eines Bades gewann an Bedeutung und zu bestimmten Anlässen gingen die Leute gemeinsam ins Bad. Zu solchen Feierlichkeiten gehörten zum Beispiel Jubiläumsfeier, Ende der Fastenzeit oder Hochzeiten, zu denen ein traditionelles Bad gehörte. Es lässt sich leicht vorstellen, dass eine solche Badegesellschaft nicht stumm auf den Holzbänken des Schwitzbades oder in den Badezubern saß, sondern sich mit Musik, Essen und Trinken amüsierte.

Abb. 7 Im Badehaus, 1450

Eine solche vergnügte Baderunde sieht man auf dem Holzschnitt in Abbildung 7[20]. Dargestellt werden zwei Ebenen des Badehauses. Es war durchaus üblich, dass im Erdgeschoss gebadet wurde, während sich im Obergeschoss ein oder mehrere Ruheräume befanden. Im Untergeschoss lassen sich mehrere Personen in einem Badezuber erkennen. Eine mit Speisen und Getränken gedeckte Tafel, sowie ein Hofnarr sorgten für Unterhaltung. Im Obergeschoss spielt sich währenddessen eine Liebesszene ab. Die beiden Affen am rechten Bildrand sind als Symbole für Torheit, Luxus und sexuelle Leidenschaft zu deuten. Die Badehäuser verwandelten sich in Frauenhäuser, die als erste Bordelle bezeichnet wurden.

---

[19] Stolz, Susanna: Die Handwerke des Körpers. Jonas Verlag, Marburg 1992, S. 102
[20] Ebenda, S. 107

Zwar gab es sicher auch noch rein auf die Heilung spezialisierte Badestuben, doch die Anzahl der Lusthäuser stieg. Die Sexualität im Mittelalter sollte zwar durch kirchliche Verbote geregelt werden, doch in der Praxis war ein auf die Triebe zurück zuführender körperlicher Umgang miteinander vorherrschend. Der innere Wert, der heutzutage bedeutend ist, existierte damals nicht, und so kam es zum Aufblühen der städtischen Prostitution.[21]

Im 14. Jahrhundert ging die Verbreitung der Badestuben zurück. Zum Einen war die hohe Ansteckungsgefahr in Zeiten von Pestepidemien, Lepra und Syphilis ein Grund für die Schließung zahlreicher Bäder. Zum Anderen hatten Krieg und Tod das Körpergefühl der Menschen verändert, so dass soziale und kulturelle Werte, die einst im Bad ausgelebt wurden, an Bedeutung verloren.

---

[21] Vgl.: Stolz, Susanna: Die Handwerke des Körpers. Jonas Verlag, Marburg 1992, S 104

# 5. NACHWORT

Aderlass und Hexenkunst – die Medizin des Mittelalters ist weitaus mehr. Ein Jahr habe ich mich mit dem Thema befasst und aufgrund des begrenzten Umfangs konnte ich nur eine kleine Auswahl an Fakten in der vorliegenden Arbeit näher beleuchten. Zusammenfassend komme ich zu dem Schluss, dass die mittelalterliche Medizin eine Vielfalt an unterschiedlichen Aspekten aufweist, die sich aber meist auf ein und dasselbe Prinzip beriefen: die Vier-Säfte-Lehre. Vor meiner Arbeit war mir nicht bewusst, wie prägend dieses Konzept damals war. Scheinbar alles gründete sich auf diesen Grundsatz. Also kann man nicht vom Aderlass als willkürliches Blutablassen sprechen, dessen Wirkungen unklar waren. Von der Humoralpathologie war man damals überzeugt und ihr zufolge waren die gedachten Heilwirkungen von Schröpfen, Baden und Aderlassen durchaus logisch.

Aus heutiger Sicht muss die Wirksamkeit einiger Methoden natürlich angezweifelt werden. Dennoch bin ich der Meinung, dass man den Menschen von damals keinen Vorwurf machen kann, dass sie falsch gehandelt hätten. Von ihrem Basiswissen ausgehend hatten sie bereits ein durchdachtes System zur Heilung entwickelt. Außerdem war die Forschung am menschlichen Körper zu jener Zeit erst am Beginn und noch weit von der eigentlichen Blütezeit entfernt. Selbst heute gibt es noch ungeklärte Rätsel und wer weiß, wie die Menschen in 500 Jahren über heutige Heilverfahren denken werden.

Ich habe die Medizin des Mittelalters als ein komplexes und hoch interessantes Themengebiet kennengelernt, das im derzeitigen Schulsystem leider viel zu wenig Aufmerksamkeit bekommt. Denn wer hätte gedacht, dass die Hygiene in der Hochzeit des Badewesens weitaus höher entwickelt war als in den folgenden Jahrzehnten, wo sich die Leute beispielsweise puderten und parfümierten anstatt zu baden.

Vorurteile sind schwer auszuräumen und so denke ich, dass sich die schaurigen Mittelaltergeschichten von Pestepidemien, Operationen ohne Narkose und Hexenverfolgungen weiter hartnäckig behaupten werden. Aber vielleicht denken wir auch beim nächsten Saunagang einmal daran, dass Badewesen und Wellness keine Erfindungen der modernen Zeit sind, sondern dass auch im „finsteren Mittelalter" Menschen bewusst diesem Genuss der Körperkultur frönten.

# 6. ANHANG

## 6.1 Literaturverzeichnis

Eckart, Wolfgang U. Prof. Dr. med.: Geschichte der Medizin. Springer-Verlag, Berlin 2000, 4. Auflage.

Kieckhefer, Richard: Magie im Mittelalter. Verlag C. H. Beck, München 1992, 1.Auflage.

Schott, Heinz (Hrsg.): Die Chronik der Medizin. Chronik Verlag, Dortmund 1993, 1. Auflage.

Starobinski, Jean: Geschichte der Medizin. Rencontre, Lausanne 1963, 1. Auflage.

Stolz, Susanna: Die Handwerke des Körpers. Jonas Verlag, Marburg 1992, 1. Auflage.

Medizin im Mittelalter.
http://www.tempus-vivit.net/bibliothek/buch/medizin-im-mittelalter
(10.10.2010)

Schel, Peter C. A.: Kleine Enzyklopädie des deutschen Mittelalters.
http://u0028844496.user.hosting-agency.de/malexwiki/index.php/Hauptseite
→Stichworte: Aderlass, Besprechen von Krankheiten, Säftelehre
(10.10.2010)

Kalender Iatromathematisches Hausbuch.
http://dfg-viewer.de/show/?set%5Bmets%5D=http%3A%2F%2Fmdz10.bib-bvb.de%2F%7Edb%2Fmets%2Fbsb00029544_mets.xml
(10.10.2010)

Medizin im Mittelalter.
http://www.lehnswesen.de/page/html_medizin.html
(10.10.2010)